# SUR GRIN VOS CONNAISSANCES
# SE FONT PAYER

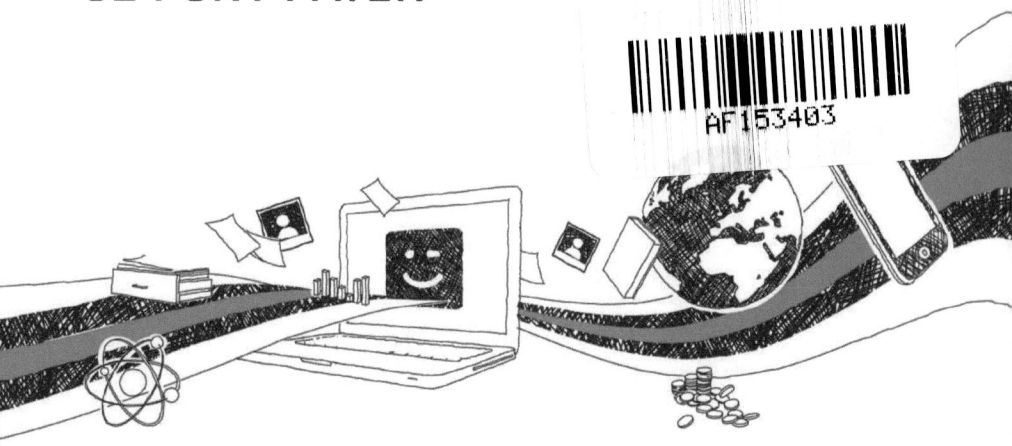

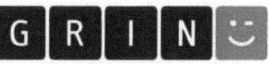

# Le langage des schizophrènes. Qu'y a-t-il de faux?

Uwe H. Peters

GRIN ☺

**Bibliographic information published by the German National Library:**

The German National Library lists this publication in the National Bibliography; detailed bibliographic data are available on the Internet at http://dnb.dnb.de.

ISBN: 9783346370907
This book is also available as an ebook.

© GRIN Publishing GmbH
Nymphenburger Straße 86
80636 München

Print and binding: Books on Demand GmbH, Norderstedt, Germany
Printed on acid-free paper from responsible sources.

The present work has been carefully prepared. Nevertheless, authors and publishers do not incur liability for the correctness of information, notes, links and advice as well as any printing errors.

GRIN web shop: https://www.grin.com/document/997890

Uwe Henrik Peters

# Le langage
# des schizophrènes

# qu'y a-t-il de faux?

## Signes (symptômes) certain de la
## schizophrénie

Les Perturbations dans le champ sémantique
La Wortfeldthéorie de Trier appliquée

1

## *Préface*

Schizophrénie; un mot allemand mondial pour une confusion mentale dans presque toutes les langues du monde, schizophrénie la grande insaisissable, comme on dit. Dans cette conférence, vous apprendrez comment elle peut être saisie en toute sécurité. On dit presque toujours que le psychiatre allemand Emil Kraepelin (1899) a été le premier à la décrire. Ceci n'est pas correcte. Au contraire, son histoire peut remonter aux tout premiers débuts des Lumières, uniquement sous un nom différent (Irresein). Mes remarques s'appuient sur cela.

# Contenu

*Introduction*

Lorsque j'ai reçu l'invitation à la conférence d'aujourd'hui, j'ai hésité un certain temps pour réfléchir quelle partie de mon travail actuel je pourrais présenter ici. Malgré quelques hésitations je me suis décidé pour le thème du langage ou plutôt de textes des schizophrènes, parce que cela m'occupe le plus en ce moment. Ces hésitations reposent sur le fait que je doive à cette occasion utiliser une méthodologie critique-herméneutique, qui est étrangère au médecin, en raison de son champ d'expérience habituel et que j'ai développée moi-même, pour ce travail, dans cette forme particulière.

Cette méthodologie, qui n'a rien à voir avec les sciences naturelles, peut paraître, à prime abord, totalement non scientifique, à un médecin ou une autre personne non-préparée. Mais je veux tout d'abord mettre les questions méthodologiques à part.

Les examens présentés ici remontent au début de ma pratique en psychiatrie, époque où l'on avait, à certains égards, les yeux plus ouverts que ce ne fut le cas plus tard. À cette époque, alors que je m'occupais parfois d'un patient des heures durant, et que je ne savais toujours pas comment je devais comprendre ce qu'il me disait, il arrivait souvent qu'un collègue plus âgé passât par hasard et que, après avoir posé quelques questions au malade, il acquît très vite la certitude que ce malade souffrait de schizophrénie. Et lorsque je demandais alors comment il en était arrivé à cette conclusion, je recevais des réponses qui ne me permettaient pas d'avancer. Alors qu'est-ce que c'est singulier, bizarre, il avait l'esprit à l'envers et si incohérent, il donnait tout simplement une impression «schizo« ou «phrène«. Et si je désirais des détails plus précis, on me répondait que dans ce domaine, l'expérience était justement ce qui me manquait ; l'expérience. Ce qui m'inquiétait encore plus était le fait que les collègues »connaisseurs«. se mettaient très rapidement d'accord entre eux, à quelques exceptions près.

4

## Les Perturbations dans le champ sémantique

### La Wortfeldthéorie de Trier appliquée

En tout cas, on pouvait déjà tirer deux leçons de cette situation. Le schizophrène devait montrer, dans son comportement et dans son langage, quelque chose qui lui était propre, et même spécifique. Ce quelque chose était pour le »connaisseur«, que j'ai nommé plus tard, par analogie à »l'orateur compétent« de Chomsky, le psychiatre compétent, non pas à peine décelable, mais au contraire perceptible avec une grande facilité. Mais le »connaisseur «, c'était évident aussi, était incapable de déchiffrer lui-même le processus et la raison du dépistage.

D'autre part, il était évident que l'on devait acquérir cette compétence par une longue fréquentation des schizophrènes. Même s'il n'est pas toujours désagréable pour le psychiatre d'être en mesure de faire quelque chose que d'autres ne peuvent pas, une telle situation, basée sur un diagnostic fondé sur la connaissance, présente une provocation scientifique quant à son analyse.

Jusqu'à présent, je me suis borné à l'analyse du langage, ou plutôt de textes schizophréniques malgré que le phénomène s'exprime tout aussi bien dans la communication non-verbale. Le langage est d'une part, un instrument de communication très subtil, hautement complexe et facilement perturbateur qui a pris corps durant le développement de l'humanité.

D'autre part, la linguistique et les lettres, la science de la littérature, mettent à notre disposition des systèmes très bien développés, permettant l'examen des structures du langage et des structures des textes.

Bien entendu, le langage des schizophrènes a toujours attiré l'attention. L. Snell a publié, dès 1852, une étude portant le titre »*Propos de la modification dans l'expression verbale et la formation de mots et expressions nouveaux dans la démence*«. Norman

Cameron forgea, en 1939, l'expression d'une surinclusion (overinclusion) en ce qui concerne le langage schizophrénique.

Le schizophrène inclut dans ses idées des objets éloignés et sans importance. Enfin, en 1958, Piró en Italie a donné naissance, dans un livre passé pratiquement inaperçu en Allemagne – où je n'ai pas trouvé un seul exemplaire dans une librairie publique – *»Semantica del linguaggio schizofrenico«* – au terme de la dissociation sémantique concernant le langage schizophrénique. La dissociation signifie ici que l'on constate une modification entre le signifiant et le signifié, notions que Piró a tirées de la linguistique moderne de Ferdinand de Saussure. »Sémantique« s'applique au fait que la modification doit être cherchée dans le domaine de la sémantique des mots. Et on peut ajouter la sémantique des phrases et des textes aussi. J'ai moi-même longuement essayé, avec l'aide de méthodes linguistiques modernes de m'introduire dans le cœur du problème. Il est aisé de constater que le schizophrène enfreint toutes les règles du langage et ceci avec une singularité statistique. Mais on découvre ensuite bientôt, que la plaisanterie, le langage publicitaire et enfin tout particulièrement la poésie moderne se rendent coupables des mêmes violations des règles. Ce n'est que lorsque l'on utilise cette situation verbale ou ce texte, dans lequel se trouve la faute de langage, à des fins d'interprétation, donc que l'on utilise les moyens donnés par les lettres modernes et que l'on ajoute à l'examen formel un examen du contenu, ce n'est qu'alors que l'on constate quelque chose de spécifique. C'est la raison pour laquelle je me sens lié au structuralisme phénoménologique de Roman Jacobson, concernant la manière de penser et la méthodologie, car ce dernier examine constamment et méthodiquement l'impli-cation réciproque du sens et de la forme. Par conséquent, ma voie méthodique se différencie complètement des méthodes jusque-là pratiquées pour l'étude de textes schizophréniques, de telle manière que j'ai des difficultés à l'expliquer en résumé exactement.

L'une des différences réside dans le fait que nous utilisons le psychiatre compétent comme instrument d'investigation, sans tenir compte des protestations que cela ne manque pas de provoquer. Nous partons du principe qu'il a acquis durant son expérience professionnelle des capacités qu'il convient d'analyser.

L'autre différence réside dans le fait que je ne tienne pas la déformation du langage chez les schizophrènes pour fortuite ou bien seulement formelle. Je ne pourrais jamais assez souligner ce point. En se basant sur l'étude d'une grande quantité de textes, on est autorisé à supposer que toutes les modifications de la forme du langage chez les schizophrènes proviennent du sens, sont générés par le sens, et ceci n'apparaît habituellement, ni au schizophrène lui-même, ni à l'auditeur. Ceci a pour conséquence que les modifications du langage ne sont pas continuellement présentes et donc qu'aucune méthode opérationnalisée ne peut être utilisée pour leur étude. Le déchiffrage du sens de textes schizophréniques a lieu tout d'abord avec l'aide du contexte. C'est pourquoi, les textes schizophréniques courts et clos sont si souvent utilisés pour l'examen. Un autre moyen de déchiffrage est constitué par la connaissance exacte de la biographie, comme on l'acquiert au cours d'un traitement psychothérapeutique, au cours duquel l'invariable se précise.

Naturellement, la question se pose alors de savoir si l'on ne donne pas au texte, par exemple, une interprétation qui, en fait, ne s'y trouve pas, tout comme l'on voit dans le test de Rorschach des figures dans des taches qui n' y sont objectivement pas représentées. D'une part on peut obtenir une certitude grâce à des répétitions qui sont la confirmation que différentes dénaturations de forme sont interprétées avec le même résultat. D'autre part, on peut obtenir, par une collaboration directe avec le patient, une récusation ou des confirmations directes qui apportent une aide importante dans la suite de l'interprétation, malgré qu'elles n'apportent, elles non plus, aucune assurance totale.

## Exemples

Il serait nécessaire maintenant que je vous présente une interprétation de texte portant sur un texte schizophrénique cohérent.

Mais de telles interprétations s'étirent en longueur et dépassent le cadre de l'horaire qui m'est imparti ici. C'est pourquoi, je devrais me contenter d'exemples condensés et incomplets. Je commencerai par l'exemple court d'une patiente, grâce à laquelle mon attention a été attirée sur le fond du problème.

*Une jeune femme âgée 33 ans a été amenée par sa famille à l'hôpital parce que les siens la trouvaient, depuis 3 ans, singulière et étrange. Ils avaient l'impression qu'elle était dérangée mentalement, sans pouvoir cependant donner une description exacte de ces dérangements. Ils avaient surtout l'impression qu'elle ne comprenait plus tout correctement. La patiente, de son côté, était du même avis. Elle se plaignait du fait qu'on ne la comprenait plus correctement, surtout son mari.*

Je passerai ici sur les points qui permirent plus tard sans l'ombre d'un doute de diagnostiquer une schizophrénie (Peters, 1973), mais je me limiterai tout d'abord à indiquer qu'il existait dans ce cas une perturbation de la communication évidente, ressentie des deux côtés. Il s'agissait seulement de se faire décrire le plus possible de situations au cours desquelles cette perturbation apparaissait aux personnes concernées. J'en citerai une.

*L'époux de cette patiente rentre à la maison, le soir, après son travail, fatigué, il s'assied dans un fauteuil et lit le journal. Après un certain temps, il demande: "Où sont donc les pantoufles?". Pour toute personne connaissant la situation dans une famille allemande moyenne, cette question est claire. Elle signifie naturellement une invitation à apporter les pantoufles. Et ce n'est que par politesse qu'elle est formulée sous le couvert d'une question. Mais la patiente cite cette situation comme étant un exemple caractéristique du fait que son mari ne la comprend pas et elle explique que les pantoufles se trouvent comme toujours sous le lit. Elle dit ne pouvoir comprendre pourquoi, après dix années de mariage, son mari brusquement ne le sait plus. Son mari doit être dérangé mentalement ou bien avoir perdu la mémoire pour l'avoir oublié.*

Elle attribue donc à une situation verbale sans équivoque pour un auditeur compétent, un tout autre sens. Il s'agit donc d'une perturbation dans le domaine de la sémantique des phrases. Une seule de ces perturbations est facilement considérée comme un malentendu drôle, comme pris au pied de la lettre, malgré que, déjà ici, l'incorrigibilité doive être un avertissement sérieux.

Mais de telles situations verbales se répètent souvent dans la vie quotidienne et conduisent ensuite rapidement à de sérieux troubles de la communication qui, dans ce cas précis, amenèrent quelques années plus tard, l'époux qui tenait beaucoup à sa compagne, au suicide.

Je désire encore m'attarder un instant sur la structure du trouble constaté ici. Il s'agit d'une phrase

*Orateur – Où sont donc les pantoufles? – Auditeur*

à laquelle, au cours d'une situation communicative, les deux intéressés donnent un sens différent, sens qui est incorrigible de la part du schizophrène. Nous pouvons ici travailler un temps avec les deux niveaux communicatifs de Gregory Bateson. La phrase «Où sont donc les pantoufles» a tout d'abord un niveau réel, elle contient la question de savoir où se trouvent les pantoufles. Et ce n'est qu'à ce niveau que l'auditrice le comprend. Ceci rappelle tout de suite la prise au pied de la lettre typique chez le schizophrène. Mais la phrase est prononcée dans une situation où elle n'a »en fait« aucun sens, car aussi bien l'orateur que l'auditrice savent que l'orateur sait »en fait« où se trouvent les pantoufles, de telle sorte que la question, au niveau réel, serait superflue. Mais par l'enveloppement dans le contexte verbal se dégage un niveau métacommunicatif, basé sur une tradition et par lequel le sens de la phrase se transforme en: «Apporte-moi, s'il te-plaît, mes pantoufles». Mais ce n'est que réunis que le niveau réel et le niveau métacommunicatif constituent la communication complète, qui consiste en une demande poliment formulée au sein d'une famille. Ce n'est pas seulement le fait que l'auditrice ne reçoive pas la communication métacommunicative qui est inhabituel (ceci serait également possible en cas d'erreur ou chez un névrosé sans trace d'humour) mais qu'elle soit dans l'impossibilité de le faire, car elle cite justement l'exemple énoncé plus haut pour montrer que son mari ne la »comprend« pas: une situation spécifiquement schizophrénique.

Sans le vouloir, nous voici arrivés, partant de l'analyse d'une situation verbale, dans une catégorie psychopathologique-diagnostique. Il ne s'agit d'ailleurs pas d'un *double bind* (Bateson et al, 1956). L'auditrice aurait eu, en fait, de nombreuses possibilités de réponse: elle aurait pu comprendre la requête correctement et aller sans un mot chercher les pantoufles (elle aurait alors saisi tant le niveau réel que le niveau métacommunicatif). Elle aurait pu dire, répondant sur le niveau de communication réel: «Comme toujours, sous le sofa», et par là-même refuser la demande métacommunicative sur le même niveau. Elle aurait également pu exprimer ce refus soit aussi poliment par les mots: «Je ne le sais pas non plus» ou sous une forme moins courtoise: «Va donc les chercher toi-même», répondant ainsi sur le niveau réel au niveau métacommunicatif. Mais la patiente n'interprète pas mal ou seulement au sens réel, toutes les demandes qui sont formulées sous le couvert poli d'une question. L'exemple donné n'est pas suffisamment complet pour permettre une interprétation du sens. Je puis en tout cas, me basant sur ma connaissance de la patiente, affirmer qu'elle avait vis-à-vis de son père des souhaits œdipiens irréalisables et que le thème avait été abordé au sein de la famille.

Un autre exemple rend, une fois encore, cette situation sans équivoque. Arieti (1950) cite, dans un travail portant sur la psychopathologie de la plaisanterie, et par exemple de plaisanterie involontairement schizophrène, extrait d'un travail de Bychowski (1943):

*Une patiente répond à la question «Où est votre mari?»: «Sur notre photo de mariage».*

La structure du dérangement est la même. La réponse de la patiente aurait été sensée si elle s'était trouvée avec la personne la questionnant, devant un grand nombre de photos et que la patiente ait eu l'intention de montrer son mari au médecin. Si parmi ces photos s'était trouvée la photo de mariage, la réponse aurait eu un sens -très précis. Mais cette phrase ayant été prononcée au cours d'un examen médical, la situation était donc toute différente.

Il en existe, il est vrai, plusieurs situations verbales au cours desquelles la question «Où est votre mari?» pourrait avoir un sens. Mais leur nombre n'est en aucun cas illimité, mais au contraire très restreint. J'ai inscrit dans le schéma ci-dessous; les réponses possibles autour de la question.

Il en existe peut-être encore quelques-unes, mais leur nombre est de toute manière très restreint. D'autre part, la situation verbale fixe sans équivoque, laquelle de ces réponses possibles et sensées, est attendue. En observant le schéma, on peut voir que

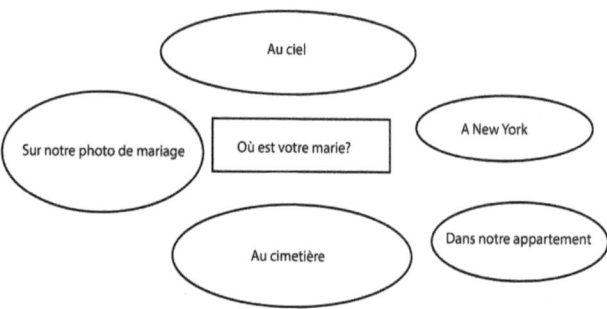

si sur le plan réel de nombreuses réponses sont possibles, au sens figuré très peu le sont.

J'ai pensé personnellement qu'à une seule. Ici, le décalage au sein de la structure est à nouveau spécifiquement schizophrénique, puisqu'il s'agit d'un glissement dans le champ de la signification sémantique. J'ai également parlé d'une perturbation dans le champ de la phrase.

Il reste à savoir pourquoi, à cet endroit précis, apparaît un glissement sémantique, car la patiente de Bychovski ne répond pas à toutes les questions avec de tels glissements, mais seulement à quelques-unes. Arieti interprète ainsi: la manière de penser paléologique, au niveau de laquelle une personne saine régresse normalement lorsqu'elle veut plaisanter, serait chez ces schizophrènes, la manière de penser normale. Mais cette explication ne peut être totalement satisfaisante, car cette structure de pensée ou plutôt de langage n'est pas toujours présente. Une explication complète ne serait possible ici que si l'on possédait plus de contextes. Bychovski cite cependant, lui-même, un petit contexte:

*«(Où est votre mari?): Sur notre photo de mariage. Non. Mon mari était avec moi. La patiente s'excite, fait des mouvements incohérents, frappe sur la table et crie: Mon fils sera prêtre, pas un bandit et en aucun cas un voleur. Ma fille, une prostituée? Jamais!»*

Ce petit contexte rend en tout cas évident, qu'avec la question de Bychovski un domaine de thèmes très important pour la patiente a été abordé, elle s'excite. Au cours de cette courte déclaration dans son excitation elle aborde les thèmes du mariage, de la famille (époux, fils, fille) et de la sexualité (prostituée), même si ce n'est que par des lambeaux de phrases.

### *Perturbation dans le champ sémantique*

Cette même structure de glissement sémantique n'existe pas seulement pour des phrases entières, mais bien plus souvent pour des mots isolés. Mais cela est alors étroitement lié à une langue, car le glissement va et vient souvent entre la signification réelle et le sens figuré, ce qui devrait alors être traduit dans une autre langue par de tout autres mots ou phrases. C'est pourquoi je ne citerai que deux courts exemples dont je pense qu'ils sont traduisibles.

*Un patient a sauté d'un grand pont dans le Rhin car il voulait éveiller l'attention de l'industrie du film.*

*Question: Mais personne ne vous a filmé ou découvert,vous n'avez donc pas atteint votre but.*

*Réponse: Si, j'ai atteint la rive et je n'ai pas de rhume.*

*Question: Était-ce votre but ? Pourquoi avez-vous sauté du pont?*

*Réponse: Parce que je voulais attirer l'attention de l'industrie du film.*

*Question: Avez-vous atteint votre but ?*

*Réponse: enfin vous voyez bien, je suis ici et en bonne santé.*

L'expression «Atteint le but« a, dans le contexte donné, pour les deux interlocuteurs, très clairement une signification différente. Comme le prouve la répétition, il ne s'agit ni d'une erreur, ni d'une confusion. La question signifie «atteindre le but» au sens figuré, c'est à dire que l'entreprise du patient a échoué. Le schizophrène comprend la question au sens propre, comme s'il se fut agi, en sautant, comme au cours d'un pari, d'atteindre la rive le plus vite possible et sans s'enrhumer. Entre les deux n'existe apparemment aucune possibilité de compréhension.

Afin de rendre plus clair un tel glissement de la sémantique, j'ai utilisé la métaphore de Jost Trier (1973), sur la course hippique, lorsque le même mot n' a plus la même position sur le terrain pour deux observateurs assis des postes d'observation différents.

Dans l'exemple donné on peut reconnaître très clairement la manière typique pour le schizophrène de tout prendre au pied de la lettre. Mais il est également possible que l'orateur normal utilise la forme propre et que le schizophrène utilise la forme métaphorique, comme dans l'exemple suivant, qui est également traduisible en raison de la similitude dans les différentes langues.

*Le même patient: La télévision me rend nerveux. Le speaker parle pour moi et je ne peux le supporter.*

*Le médecin: Quelles formes de relations le speaker a-t-il avec vous ?*

*Le patient: Mon chef a des relations, beaucoup de relations.*

*Le médecin: Aussi avec le speaker ?*

*Le patient: C'est possible!*

*Le médecin: Pensez-vous que votre chef fasse cause commune avec le speaker?*

*Le patient: (surpris) Qu'est-ce que vous racontez! Mon chef n' a rien à voir là-dedans.*

Le médecin utilise ici «relation» dans sa signification fondamentale de liaison, alors que le malade utilise au sens figuré de relations avec des personnes influentes, qui peuvent rendre service par exemple.

Le contexte est trop court pour qu'il soit possible d'interpréter le sens que peuvent avoir ces deux glissements. Je puis cependant, partant de contextes plus importants concernant ce patient, mentionner que dans les deux cas, d' autres significations métaphoriques entrent en ligne de compte. «Avoir des relations avec quelqu'un» signifie aussi avoir des relations intimes (=sexuelles) et on peut aussi atteindre un but auprès d'une femme (ou d' un homme). On ne peut tirer ces informations du contexte donné, elles ne ressortent que lors de l'interprétation de contextes de sens plus vastes.

En fin de compte on peut démontrer une structure identique à celle de la perturbation dans le champ des mots et des phrases, dans l'utilisation de symboles schizophréniques

(Peters, 1978) et dans la perception de la folie schizophrénique de telle sorte qu'une importante constante de l'utilisation du langage schizophrénique est devenue palpable.

### Etrange Incohérence (Zerfahrenheit de Kraepelin)

Il existe d'autres structures du langage schizophrénique. Comme exemple on peut encore citer l'étrange incohérence schizo-phrénique. Lors de l'examen de déclarations si incohérentes, si l'on découpe le texte à tous les endroits où l'on suppose que le fil de la pensée a été interrompu et qu'on dispose les blocs de phrases ainsi obtenus les uns sous les autres à peu près de la manière suivante:

A B C.....

texte??texte??texte??texte??texte??texte??texte?

On peut prouver que les ponts entre les parties de texte sont également construisibles par la sémantique du texte.

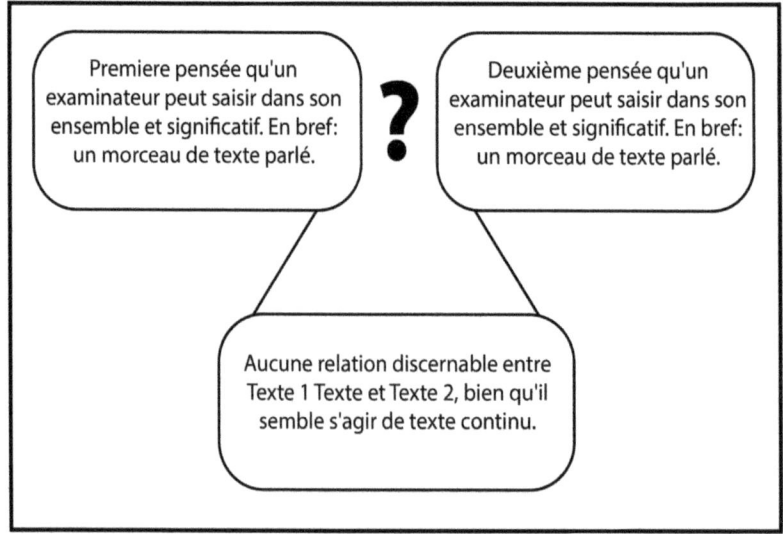

Kraepelin a souligné que cette forme d'interruption du fil de la pensée ne se produit que dans la schizophrénie et autrement dans aucune psychose et aussi dans une vie jamais normale. C'est donc une particularité de la schizophrénie. Le schéma suivant le rend encore plus clair.

Afin de rendre ceci plus clair, il est nécessaire de disposer de textes plus longs, comme on le verra dans l'exemple suivant.

### Exemple de l'utilisation d'une interprétation

La voie conduisant d'un examen structural comme celui qui vient d' être présenté, à la pratique clinique, n' est pas aussi longue que l' on peut le croire à prime abord. C' est pourquoi, je désire montrer par l' exposé d'un exemple clinique complet, comment l'interprétation, même dans un cas clinique aigu, ne conduit pas seulement à une meilleure compréhension du malade, mais aussi à des effets thérapeutiques.

Une jeune fille de 17 ans a été amenée la veille, victime d'une psychose schizophrénique aiguë. La scène que je vais rapporter maintenant a eu lieu dans le bureau de l'infirmière. La patiente offre l'image typique d'une agitation catatonique. La patiente est excitée et ne prononce que précipitamment des lambeaux de phrases apparemment totalement sans rapport entre eux, mais qu'il est vrai se rapportent en partie à des objets ou des personnes qu'elle voit dans la pièce, devant elle, mais qui laissent percevoir aucun rapport avec la situation. Ce comportement dure depuis plusieurs jours. Il y a une quantité de déclarations incompréhensibles que l'on n'a malheureusement pas pensé à noter. Elle semble ne pas se rendre compte qu'elle se trouve dans une clinique. Une exploration continue a été jusqu'à présent impossible d'après les dires du médecin en chef, car elle ne réagit à aucune question. Tout ce que l'on sait, c'est que cet état est apparu quelques jours auparavant lors d'un voyage en Italie avec sa classe et que les parents l'ont amenée à la clinique.

Personne ne pouvait donner un renseignement quelconque sur les raisons ayant provoqué la psychose. Il s' agit donc d'une situation clinique qui se produit souvent, de l'image typique d'une schizophrénie catatonique aiguë avec discontin-uité du fil de la pensée et incohérence. Tout d'abord, je n'essaie pas de poser des questions à la patiente, mais je l'écoute avec une attention égale, afin de déceler dans ses déclarations décousues, le fil conducteur, la constante dans le thème. Elle voit un pot de yaourt et demande à pouvoir en manger. On doit le lui refuser car l'infirmière en a déjà mangé. Il est bien entendu impossible de voir à prime abord' quelle signification cela peut avoir pour la psychose ou la patiente. Elle prend ensuite un flacon d'iode dans la main et prétende qu'il s'agit de sang. – Interprétation provenant de détails connus ultérieurement: elle attend sa menstruation.

Ensuite, elle veut à nouveau avoir le yaourt. Elle refuse l'offre qui lui est faite d' en recevoir un nouveau de la cuisine, elle veut celui-ci. Ce qui est à l'infirmière Carine, lui appartient à elle aussi. Mais l'infirmière ne s'appelle pas Carine mais Ingrid. Malgré plusieurs corrections elle continue à appeler l'infirmière Carine au lieu d'Ingrid. Donc une répétition. « Carine » doit avoir une signification. Mais à la question: «Qui est Carine?», elle ne répond pas. D'après des détails obtenus ultérieurement, Carine est une camarade de classe avec laquelle elle a parlé des évènements qui vont être énoncés, lors du voyage en Italie. Je questionne tout d'abord à tout hasard: «Est-ce que Carine était aussi en Italie?» Elle ne donne pas tout de suite de réponse. Mais comme on le verra plus tard, la question est mal posée.

Elle regarde maintenant son visage dans un miroir et dit plusieurs fois qu'elle a des boutons sur la joue gauche. Elle réclame le flacon d'iode afin de les soigner. Les boutons, ont-ils une importance quelconque? On verra plus tard que oui. L'homme qui est en question ici l'a embrassée à cet endroit lorsqu'elle est partie pour l'Italie. Mais pour l'instant les suppositions provenant des déclarations de la patiente ne permettent pas d'aller si loin. Me basant sur le vague soupçon que les boutons peuvent avoir une importance, je pose tout d'abord la question: «D'où proviennent les boutons?» «De la croissance». «Donc de la puberté?». «Oui, bien sûr».

Sang, infirmière, Carine, classe, puberté - on pourrait en retirer une vague indication du fait qu'elle a eu une expérience sexuelle au cours de ce voyage en Italie, mais cela semble anticipé. Je tente pourtant d'offrir une possibilité d'interprétation en demandant «Est-ce que cela a un rapport avec le sexe?» «Oui, avec quoi autrement?» En partent de ses déclarations, je n'en étais pas absolument certain, mais il est probable qu'elle y a pensé tous le temps.

J'essaie de me faire expliquer quelle manière cela peut avoir en rapport avec le sexe, mais je ne reçois pas réponse directe. Je tente d'aborder le thème sous un autre angle: «Avez-vous un ami»? «Oui bien-sûr, il était même du voyage».

Il est donc probable qu'il s'est passé quelque chose au cours de ce voyage. On peut peut-être déjà constater, d'après le compte-rendu, que plus nous nous rapprochons du thème ami et sexualité, plus les réponses sont précises. Après que nous ayons abordé cette question, la patiente donnera pour la première fois depuis le début de la psychose un compte-rendu cohérent qui sera à peine interrompu par des changements de thèmes. Ce point me semble important. Aussitôt que l'on aborde le sujet jusqu'alors dissimulé, l'incohérence disparaît. Elle s'était enfermée dans les toilettes avec son ami, à l'auberge de jeunesse à Rome, afin de pratiquer le petting sans être dérangée. – Elle n'a pas eu d'orgasme, alors que son ami en a eu un suivit d'une éjaculation.

L'idée qui vient à l'esprit est que cela pourrait avoir effrayé une jeune fille; mais elle la récuse absolument: elle connaissait cet ami depuis un an et a déjà eu des rapports sexuels avec lui, au cours desquels il a toujours eu un orgasme mais pas elle. Ce n'est que lorsqu'ils pratiquent le petting, ce qui signifie pour elle une masturbation mutuelle, qu'elle a un orgasme. Donc la situation était plutôt censée satisfaire ses désirs sexuels que ceux de son partenaire. Pourtant, elle est alors prise de panique et s'enfuit. Elle va vers son amie Carine (c'est ici que l'on retrouve le nom) qui fait également partie du voyage et lui raconte ce qui vient d'arriver. Cette dernière est de l'avis qu'elle aurait mieux fait de mettre en marche la douche, qui se trouve dans la même pièce. «Pour le refroidir»? «Oui, bien sûr».

C'est au cours de la nuit suivante que la psychose s'est déclarée. Nous nous trouvons donc en présence d'un évènement qui est en rapport temporel si étroit avec le déclenchement de la psychose, qu'il semble superflu de douter sérieusement d'une relation de cause à effet. L'état passionnel (panique) dans lequel elle se trouve alors montre que cela a eu pour elle une très grande importance. Le seul fait qu'elle n'ait pas eu d'orgasme semble insuffisant. Cela fait partie en quelque sorte de ses expériences. Mais elle ne peut elle-même répondre à ces questions.

Nous changeons de thème et parlons de sa famille, de sa mère, de son père, elle a également un jeune frère. Je remarque qu'elle parle parfois de « Papa » et parfois de « Charles ». Cela revient plusieurs fois. Papa-Charles n'est pas son père. La mère est divorcée mais vit, depuis que la patiente a trois ans, avec cet homme. Bien que cet ami de la mère du nom de Charles, en tant que français, puisse facilement être soupçonné de s'être laissé emporter à des débordements sexuels, il ne ressortira rien de tel des témoignages ultérieurs.

Elle se souvient ensuite que les évènements psychotiques avaient déjà débutés dans le train en allant à Rome. Ils avaient roulé toute le nuit assis, et avaient le lendemain les membres engourdis. Elle et son ami, ainsi que les autres camarades de classe se massèrent mutuellement les membres. Et, alors qu'elle regardait par la fenêtre du train, le paysage lui rappela celui de la France, malgré qu'elle sût pertinemment qu'ils étaient en Italie. À partir de ce moment elle a eu une impression de préconstruit et d'artificiel, à partir de là tout s'est déroulé comme dans un film. À la question de savoir si cela lui rappelle quelque chose (une question analytique bien entendu) elle se souvient qu'elle a vu une fois un film sur la France, qui montrait aussi le paysage filmé de la fenêtre d'un train. Ou était-ce, elle ne le sait pas, il y a longtemps! Mais la France indique naturellement Papa-Charles.

Depuis son enfance ils vont chaque année en France en vacances où les parents possèdent une maison. Avant, Charles et elle se sont toujours embrassés, mais par la suite cela aurait été de sa part « lié au sexe » de telle sorte qu'à partir de ce moment elle ne l'aurait plus voulu. Cela se passait durant des vacances en France. Un peu plus tard, elle se souvient qu'elle n'a vu le film que deux jours avant son départ. C'était un film à la télévision, qu'elle a vu avec Charles. Ils étaient seuls dans la maison. Charles était déjà couché. La télévision se trouve dans la pièce où les « parents » dorment. Elle n'a plus du film que le souvenir du paysage français et qu'il y fut plusieurs fois questions de passions, sûrement à propos du paysage, mais elle n'en est plus tout à fait sûre. Mais elle s'est sentie profondément concernée par le mot « passion ». Pendant le film Charles mangeait un yaourt. Il n'y a eu entre elle et Charles aucune conversation suivie à ce sujet, ni aucune trace de tendresse. Elle ne se souvient plus, et étonnamment ne se souviendra pas plus tard non plus, ni de ce dont ils ont parlé, ni de ce à quoi elle a pensé durant le film, ni de ce qu'elle a ressenti. Lors de son départ, sa mère et Charles l'ont accompagnée à la gare et Charles l'a attirée à lui pour l'embrasser sur la joue gauche, et ce, pour la première fois depuis des années.

L'entretien rapporté n'a pas duré plus de trente minutes. À la fin, la patiente avait repris ses esprits et n'était que très épuisée et fatiguée. Durant les jours suivants, on a pu à nouveau repasser les faits en vue et en discuter, ce qui lui permit de prendre du recul vis-à-vis de sa « folie » comme elle l'appelait elle-même. Le souvenir de cet évènement psychotique a pâli ensuite rapidement.

Nous avons expliqué par-là toutes les déclarations et les comportements bizarres d'une psychose aiguë qui se présente sous la forme d'une incohérence. Il existe clairement entre eu un contexte de thèmes et de sentiments. Il y a là manifestement des désirs sexuels vis-à-vis de Papa-Charles. On peut très rapidement arriver au cœur du problème, grâce aux confirmations de la patiente ou même grâce à ses refus, lorsque l'on se trouve sur la mauvaise voie, si tant est que l'on tire juste déductions ou ne serait-ce que des sup-positions, partant des déclarations décousues et du comportement incohérent de la patiente. Je répéterai une fois encore les mots-clefs:

Iode - sang - joue gauche - boutons - yaourt - Carine - voyage - ami - Papa-Charles - désirs sexuels.

L'interprétation des rapports a, en même temps, une signification thérapeutique et à cette occasion, la vieille règle clinique qui veut que les psychoses les plus aiguës soient en même temps les plus faciles à soigner, se trouve encore confirmée. La psychose date d'un an et ne s'est pas renouvelée jusqu'à ce jour.

Je vaudrais aborder très rapidement la question de savoir s'il s'agit éventuellement non pas d'une schizophrénie catatonique, mais d'une psychose hystérique. Cette question est justifiée par les contenus, qui peuvent apparaître sous la forme telle qu'elle est interprétée ici ou sous une forme semblable chez les hystériques. On ne peut que répondre qu'aucun clinicien envisageait une telle possibilité a v a n t l'interprétation et que les caractéristiques formelles que nous utilisons en vue de classifications diagnostiques étaient si évidentes qu'un autre diagnostic semblait impossible.

### *Double bind*

Cette description vous rappellera peut-être un cas connu dans la littérature spécialisée. Je pense au premier cas qui est mentionné dans le célèbre travail de Bateson, Jackson, Haley and Weakland (1956) sous le titre Illustrations from clinical data et qui est toujours cité comme l'exemple type le plus convaincant de double bind.

Je vous rappellerai tout d'abord le cas: Un jeune homme dont l'impulsion schizophrénique avait presque déjà disparue reçoit la visite de sa mère à l'hôpital. Il se réjouit de sa visite et lui met impulsivement le bras autour des épaules, ce qui la fait se raidir. Il retire son bras. Elle dit alors «Tu ne m'aimes plus?» Il rougit! Elle à nouveau: «Mon garçon tu ne dois pas être si facilement embarrassé et avoir peur de tes sentiments». Le patient put encore rester quelques minutes avec elle, mais lorsqu'elle fut partie, il attaqua une des aides et l'on dut lui passer la camisole de force.

On peut démontrer, grâce à la méthode interprétative, qu'il ne s'agit vraisemblablement pas ici de la description d' une situation schizophrénique. La ressemblance est frappante. Il s'agit ici aussi d'une situation où un adolescent embrasse son parent du sexe opposé, même si l'activité se trouve du côté de l'adolescent. Là aussi, une rencontre est suivie d'une agitation psychotique aiguë, même si ce n'est pas avec une personne de remplacement, mais directement avec la personne objet de la relation œdipienne. Je ne souscris pas l'interprétation de Bateson et alii, qui traite de l'illustration de la théorie du double-bind.

Le psychiatre compétent pensera, à la lecture de ce compte-rendu, qu'il s'agit d'un schizophrène. Apparemment, cela a deux raisons. D'une part, d'après les expériences que l'on fait avec des adolescents schizophrènes, il est fréquent de constater une relation tendue entre mère et fils. Un autre indice provient du coté formel. Malgré la situation œdipienne évidente, le mot l o v e n'est interprété par Bateson et al. que dans sa connotation anodine d'amour filial. Mais il suffit que l'on donne au lexème l o v e la connotation habituelle de l'amour entre les sexes pour que la scène prenne un autre caractère. Donnez-vous, s'il vous plaît, la peine de relire la scène en supposant que le fils pense à l'amour sexuel, mais que la mère pense à l'amour familial. Le comportement de l'adolescent semble dans ce cas absolument adéquat: la mère l'encourage alors à exprimer des sentiments sexuels, oui, on peut aussi voir de la part de la mère une certaine complaisance, comportant une ambivalence de sentiments. En ce qui concerne l'utilisation différente faite de l o v e entre la mère et le fils, il ne s'agit vraisemblablement pas de la perturbation dans le champ des mots précédemment citée, car il ne s'agit pas d'un glissement inhabituel dans le domaine de la sémantique, mais d'une homo-nymie habituelle. L o v e -l o v e décrivent, malgré les sons identiques, deux objets différents. Ceci est cependant une forme que nous rencontrons souvent dans les jeux de mots et qui pourtant est inexistante chez les schizophrènes, ou bien seulement dans l'utilisation habituelle. Je ne veux pas, par-là, affirmer que la scène rapportée ne pourrait se passer avec un schizophrène, mais elle ne comporte, malgré le premier soupçon, aucun indice dans cette direction. Et enfin on doit préciser que, s'il est vrai que l'on trouve chez les schizophrènes des souhaits incestueux, ils n'apparaissent jamais sous cette forme directe, ouverte, mais toujours sous une forme déguisée, contournée comme dans l'exemple pré-cédemment cité, qui ne pourrait être mise à jour que par une interprétation soignée.

Une telle déduction, basée sur un texte aussi court, pourrait paraître quelque peu hardie, si les auteurs et surtout Bateson n'avaient déjà eux-mêmes indiqué qu'il s'agit d'exemples inventés qui doivent servir à illustrer la théorie du double bind et non pas, par exemple, d'un cas à partir duquel elle aurait été étudiée. La théorie du double bind est née, comme ses auteurs l' ont indiqué à plusieurs reprises, à partir de réflexions théoriques et ce n'est que plus tard qu'elle a été utilisée en psychopathologie.

Hyley lui-même a écrit dans son rapport historique publié en 1976 Development of a Theory parlant une fois encore de la période 1952-1956:

*Up to this point in the research, statements about the etiology of schizophrenia had been largely deductive: given the pathology of the patient, what learning situation would create it? Occasional examples of double-bind-like situations were suggested by Jackson from his practice, but there was no systematic recording of parents and schizophrenic patients interacting with each other.*

## Conclusion

### Alors, le langage des schizophrènes, qu'y a-t-il de faux?

Je vais résumer la réponse, d'après le niveau actuel de la recherche, en quelques thèses.

1.  Dans les déclarations (textes) de schizophrènes, il existe une quantité de modifications de la structure du langage qui sont spécifiques et parmi lesquelles sont citées: Les Perturbations dans le champ sémantique des mots, Les Perturbations dans le champ sémantique des phrases, étrange incohérence (Zerfahrenheit de Kraepelin). On peut en découvrir d'autres.

2.  Ces modifications dans la forme du langage ne sont pas régulières chez tous les schizophrènes, ni dans tous leur textes et ne sont non plus démontrables à tout instant. Mais s'il sont présents, leur justification est un signe spécifique pour ce que l'on peut appeler schizophrène.

3.  Les modifications du langage ne sont pas fortuites et elles proviennent du domaine sémantique. Lors de l'interprétation du sens d'une déclaration on parvient rapidement aux transformations formelles, et par un examen des transformations formelles on arrive immédiate-ment aux thèmes problématiques, qui, en ce qui concernent les exemples rapportés, se situent dans le domaine amour-couple-sexualité.

4.  Contrairement à ce que l'on pensait autrefois, ce ne sont pas les textes les plus fortement changés, ni les patients présentant les transformations les plus graves et les plus anciennes, chez qui l'on trouve une trans-formation dans chaque phrase, qui sont les plus simples à étudier, mais bien ceux qui offrent de légers changements épisodiques qui se prêtent plus facilement à un examen. Ils offrent, en effet, le plus de contextes intacts et la meilleure possibilité de communication, de telle sorte que

l'interprétation n'est pas interrompue ou compli-quée par des dérangements qui s'y immiscent constamment.

5.     L' interprétation a également des effets thérapeutiques dans les cas chroniques et aigus. Dans des cas propices, elle dissout le dérangement qu'elle étudie, en cours de traitement. Le langage des schizophrènes redevient alors un langage commun.

# Bibliographie

Arieti, Sylvano: New views on the psychology and psychopathology of wit and of the comic. Psychiatry 1950, vol. 13, p. 43-62.

Bateson, G., D. Jackson, J. Haley, and J.H. Weakland: Toward a Theory of Schizophrenia. Behavioral Science 1 (1956).

Bychowsky, G.: Physiology of schizophrenic thinking. J. nerv. ment. Dis. 98 (1943) 368-386

Chomsky, N.: Language and Mind. Harcourt, Brace and World, New York 1968.

de Saussure, F.: Cours de lingustique générale. Édition critique préparée par Tullio de Mauro. Payot: Paris 1973.

Herzog, Christina: À propos de la théorie des champs sémantiques de Jost Trier. Grin-Verlag, München 2010

Peters, U. H.: Wortfeld-Störung und Satzfeld-Störung. Interpretation eines schizophrenen Sprachphänomens mit strukturalistischen Mitteln. Arch. Psychiatr. Nervenkr. 217 (1973) 1-10.

Piró, S.: Semantica del linguaggio schizophrenico. XVIIIe Quaderno di Acta Neurologica, Napoli 1958.

Snell, L.: Über die veränderte Sprechweise und die Bildung neuer Worte und Ausdrücke im Wahnsinn. Allg. Zschr. Psychiatr. 9 (1852) 11-24.

Trier, Jost: Der deutsche Wortschatz im Sinnbezirk des Verstandes, Die Geschichte eines sprachlichen Feldes, Heidelberg, 1931.

Trier, Jost: Das sprachliche Feld: Eine Auseinandersetzung, dans: Neue Jahrbücher für Wissenschaft und Jugendbildung, 10, 1934, p. 428-449.

Trier, Jost: Altes und Neues vom sprachlichen Feld, dans: Duden-Beiträge, 34, 1968, p. 188-199.

Trier, Jost: Aufsätze und Vorträge zur Wortfeldtheorie, Den Haag, Paris, 1973.

## Auteur

Né le 21 juin 1930 à Kiel (Holstein, Allemagne). Enfance et jeunesse à Preetz, Holstein, deux ans en Autriche. 1936-1951 Education humaniste (école de savants) à Kiel. Formation médicale: Univ. de Fribourg, Breisgau 1951, Heidelberg 1953, et Kiel 1956. M. D. Kiel 1957. Stage à Strasbourg, France 1953. Formation postuniversitaire: biochimie, médecine interne 1957-1959; Psychiatrie et Neurologie: Département de Psychiatrie et Neurologie Univ. de Kiel 1959-1965. Postes occupés: chargé de cours Neurologie et Psychiatrie Univ. Kiel 1965-1969. Professeur titulaire Neuropsychiatrie et Président du Département de Neuropsychiatrie Johannes Gutenberg-Univ. Mainz, Allemagne 1969-1979; Professeur titulaire de neurologie et de psychiatrie et président du Département de Neurologie et Psychiatrie Univ. Cologne, Allemagne 1979-1995. Professeur associé de littérature allemande Cornell Univ. Ithaca, New York, 1981. Rédacteur en chef Fortschritte der Neurologie-Psychiatrie 1961-1998. Membre du comité éditorial de diverses revues médicales. Rédacteur de la série de monographies Sammlung psychiatrischer und neurologischer Einzeldarstellungen, Thieme, Stuttgart; Grundbegriffe der Psychoanalyse, Kindler (Fischer), München-Frankfurt; Psychopathologie und Humanwissen-schaften, Lang, Berne. Traducteur et éditeur allemand du Manuel complet de psychiatrie Freedman-Kaplan-Sadock (édition allemande en 7 volumes). Plus de 400 publications; parmi ces 49 livres écrits ou édités. Principaux intérêts scientifiques: langage de la psychiatrie (livres: Dictionary of Psychiatry, 7e éd. Rév. 2015; dictionnaire de psychologie des profondeurs psychiatrie des syndromes cérébraux aigus (livre 1967) et syndrome de Pickwick (livre 1976); langue des schizophrènes (nombreux articles); séquelles psychiatriques de la persécution, en particulier l'holocauste, psychodynamique des maux de tête chroniques (livres), psychiatrie de l'épilepsie (livre).

Histoire de la psychiatrie: livres: Biographie Anna Freud. Traduit de l'allemand par Jeanne Étoré. Édition Balland, Paris 1987. Psychiatrie en exil [1992], Psychiatrie romantique (livre), psychobiographie (livre: la schizophasie de Hölderlin). En général: sciences humaines en neurologie) et la psychiatrie, l'abus de la psychiatrie et les droits de l'homme. Membre de honoraire de nombreuses sociétés scientifiques, entre autres féderation francaise de Psychiatrie, der american psychiatric association (honorary fellow), association mondiale de psychiatrie. Fellow Taniguchi Foundation, Kyoto, Japon 1991. Chef du conseil des examens et examinateur externe en psychiatrie, Université de Malaisie, Kuala Lumpur, Malaisie 1995.

Postes occupés: entre autres l'Association allemande de psychiatrie neurologie (DGPN), présidente 1991 + 1992; vice-président 1993 + 1994; Société de coopération germano-juive (depuis 1981). Association mondiale de psychiatrie (WPA) Affiliations - Représentant régional WPA (Europe) - (depuis 1992) - Membre fondateur du comité de section WPA "Psychopathologie clinique" (depuis 1974) - Comité de la section WPA "Histoire de la psychiatrie", secrétaire, vice-président (1982-1990) - Comité de la section WPA "Humanities in Psychiatry", président (depuis 1991) - Comité de la section WPA "Gestion des conflits et résolution des conflits", membre fondateur (depuis 1991) - Comité de la section WPA "Mass Media and Mental Health", - Comité de la section WPA "Psychiatrie préventive", membre   - Symposium régional WPA à Cologne, Allemagne, 1993, président - Association Européenne de Psychiatrie Psychothérapie du comité de la section AEP (membre plus actif).

# SUR GRIN VOS CONNAISSANCES SE FONT PAYER

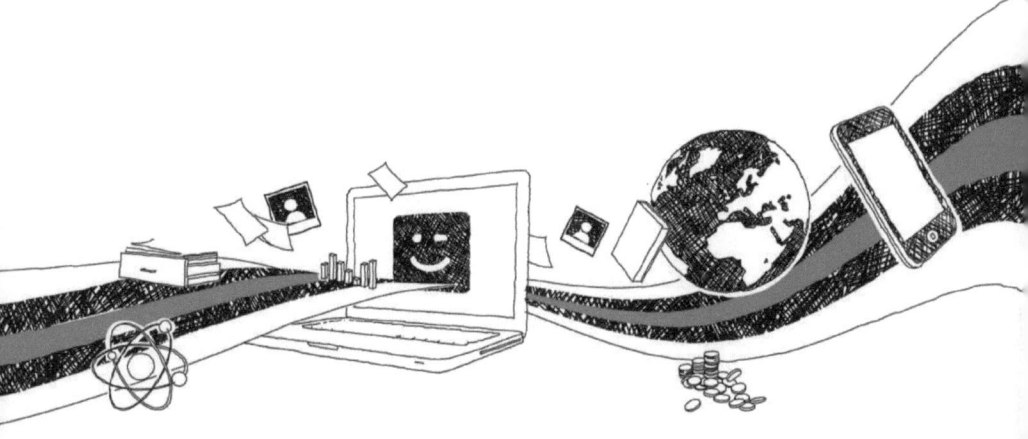

- Nous publions vos devoirs
  et votre thèse de bachelor et master

- Votre propre eBook et livre –
  dans tous les magasins principaux du monde

- Gagnez sur chaque vente

Téléchargez maintentant sur www.GRIN.com
et publiez gratuitement

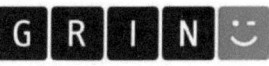